不妊日記

やまもと　ひでよ

東京図書出版

はじめに

気持ちも落ち着いてきたので、日記を書こうと決めた。悲しかった事、辛かった事を思い出して書くのは気が進まない。だけど、現実に起きた事だから、向き合って受け止め、日頃思い詰めないように、精神的に強くなる為に書こうと思う。

２００1年3月、私は結婚した。半年間くらいはダーリンと二人で楽しみ、そろそろ赤ちゃん作ろうかと子作りしてみたところ、なかなかできずに半年が過ぎた。あれ？　と感じていた。不妊治療経験のある一番上の姉、まーちゃんに（私は三姉妹の三女）一度見てもらった方が良いと、Ｊ医科大学付属病院（以後、Ｊ医大病院）不妊外来に連れて行ってもらった。Ｊ医大病院の不妊外来で、女の先生が担当してくれた。不妊かどうか、調べるためにいろいろ検査するらしく、プリントをもらい説明を受けた。

プリント：「不妊外来の方へ」

1）不妊学級

不妊症についての勉強会。

2）子宮頸管細菌・クラミジア検査

子宮や膣、卵管に細菌やクラミジア等の感染がある場合は炎症を生じ、不妊原因となることがあります。無症状であっても治療の対象となります。

3）子宮癌検診

子宮頸癌、子宮体癌の検診を行います。

月経終了直後が最も適しています。

4）精液検査

コンピューター装置で精子濃度、運動率等を調べます。精液の性状は変動するので、数回の検査が必要になることがあります。

5）基礎体温

基礎体温は毎日記録し受診時に持参してください。

6）ホルモン検査①

卵巣および下垂体機能評価です。月経周期の5日目前後に採血します。

7）子宮卵管造影検査／超音波子宮膣・卵管疎通性検査

子宮膣内の形態、卵管の通過性、腹腔内の癒着の有無等をレントゲンまたは、超音波で調べます。月経終了直後に施行します。

8）卵胞観察

経膣超音波検査にて卵巣内の卵胞の発育を調べます。排卵までの時期に1～2回観察します。

9）子宮頸管粘液検査

排卵期に子宮頸部より分泌される粘液の性状を調べます。

10）子宮内膜超音波検査

子宮内膜の発育状況（子宮内膜厚）を調べます。

11）ホルモン検査②

卵胞ホルモン・黄体ホルモンを検査し、卵胞発育の評価をします。

12）ヒューナーテスト

排卵期の頸管粘液に侵入した精子の数、運動性を調べます。

13）ホルモン検査③

高温相7日目頃に卵胞ホルモン、黄体ホルモンを検査し、黄体機能の評価をします。

14）超音波検査

黄体機能の評価として子宮内膜厚・性状を、排卵の有無として卵胞消失を確認します。高温相7日目頃に検査します。

★全部の検査を施行するためには2〜3カ月の期間を要します。

一番痛かったのは、子宮卵管に造影剤を入れてレントゲンを撮る検査だった。痛いと聞いていたので、ナーバスになっていると、一番上の姉に、「黙って我慢しないで痛い！ って声に出した方が、痛みが軽減するらしいよ！」とアドバイスをもらった。レントゲン室に入ると、若い男の先生が説明をしてくれた。診察台に横になって、いよいよ始まると、今まで経験したことの無い痛み、激痛が頭と下半身に走った。私は、検査が終わるまで、「痛い！ 痛い！ 痛い！」と叫んでいた。終わって、ゲッソリ起き上がると、若い男の先生が、「痛い思いをさせてすみませんでした」とすまなそうに言ってくれた。

「私の方こそ、うるさくてすみません」と言って、レントゲン室から出た。若い男の

先生がトラウマにならなければいいな～(笑)

それにしても、本当にキツかった。

ダーリンも検査することになった。タマタマを握られたり、息子くんを測定されたり頑張ってくれた。

検査の結果、私は排卵しづらく、ダーリンは元気な精子の数が少ないことがわかり、人工授精（精子を採取し、キレイにしてから子宮の卵管の近くに挿入する）を勧められた。しかし、私は痛いのでは？　と弱腰になり、タイミング法（卵巣をエコーでチェックしてもらい、排卵する日を教えてもらう）でしばらくやりたいと人工授精を避けていた。

1カ月ごとに、担当の先生が替わった。大学病院なのでしょうがないことらしいが、あまりいい気はしなかった。不妊治療に少しげんなりし、ダーリンに八つ当たりばかりしていた。身勝手な私は、たくさんダーリンに迷惑をかけて困らせていたと思う。

しばらくして私は、とうとう人工授精をする決意をした。全く痛くなくて、もっと早くやれば良かったと後悔した。そして、3回目の人工授精チャレンジでめでたく妊娠することができた。ラッキーでハッピーで嬉しかった。チャレンジの日に、たまたま妊娠した従姉妹から電話が掛かってきたのが良かったのかもしれない。2004年

4月だった。

その後、私は相変わらず、イライラして、ダーリンに当たることが多くなった。自分でも反省している矢先、7月、妊娠5カ月、少し出血する回数が増え、多少大丈夫だろうと過信していた結果、7月22日、出血が多くなり、急いでJ医大病院に行くと、内診をした途端大出血をしてしまった。先生から、「残念ですが」と言われ、何を言われているか理解できず、ダーリンは呼び出され、ストレッチャーで急いで分娩室に連れて行かれた。

先生の説明だと、心臓はまだ動いているが、陣痛が来て子宮口も全開なので産むしかないと言われた。頭が真っ白で、自分ではない、何かの間違いだ、と呆然としていた。生きている、まだ心臓の動いている赤ちゃんを、私は産まなくてはいけなくなった。その後はさよならしなくてはいけないのに……。痛い思いをして、産んだ赤ちゃんは、まだ出るには早すぎたために、すぐに亡くなってしまった。女の子だった。隣の病室では、元気な赤ちゃんの声がする。これは夢かと、涙も出ずにいると、ダーリンが白衣のような物を着せられ、分娩室に入ってきた。ダーリンが黙って私の手を握り締めてくれた。その瞬間、私は涙があふれて止まらなくなった。結婚式でも泣かなかった私。ダーリンの前で初めて泣いた。鬼のような顔だったと思う。

ダーリンは血を見るのがダメなのに、下半身血だらけの私を励ましてくれた。看護師さんが、全身包帯でぐるぐる巻きにされた赤ちゃんを連れてきてくれた。「お母さん、抱っこしてあげて」私は、我が子を一目見てあげたいと巻いてあった包帯を、頭からお腹のところまで外した。看護師さんはびっくりしていたが、私にできる最後のことと感じた。きっとみんなこんなことがあったら、赤ちゃんを見ることができないのであろう。赤ちゃんは本当に小さかった。目は優しく閉じていた。手も可愛くて、私の指に乗るほどだった。小さな手は握り返してはくれなかった。元気な声も聞けなかった。きちんと産んであげれなくてごめんね。私は泣きじゃくった。もう二度と会えない。抱きしめるしかなかった。

その後、私は3日間入院になった。入院当日、兄さん（義理兄）とまーちゃん（一番上の姉）が心配して病院に来てくれた。私は姉たちの顔を見た途端、涙があふれてしまった。

姉は優しく私の頭をなでてくれた。

後に、まーちゃんから聞いた話では、何もかける言葉がないし、悲しんでいる私を見たくなかったらしいが、兄さん（義理兄）に「お姉ちゃんでしょ！」と言われ駆けつけてくれたらしい……お兄様、お姉様感謝です。

赤ちゃんは火葬しなくてはいけない16週だったらしく、私は入院中だったため、ダーリンと私の父が走り回って、二人で赤ちゃんを見送ってくれた。お墓は、私のおじいちゃんが眠るお墓に入れてもらった。寂しくないね。火葬するとき、ダーリンが赤ちゃんの小さな棺に、私のお気に入りの小さなピンクのスライムのぬいぐるみを入れてくれた。ダーリン本当にありがとう。お父さんありがとう。涙はけっして枯れることは無いと実感した。

入院は拷問だった。産科の入院だったため、周りで無事出産した赤ちゃんの声が聞こえた。胸が張り裂けそうな痛みで苦しかった。しかし、食欲はあった。看護師さんが毎回配膳の確認をしていた。しっかり食べていますよ……と思いながら、私は黙ってその作業を見ていた。何故か、しっかり食べて体力を戻して早く不妊治療を再開したい気持ちでいっぱいだった。

退院して、両親、姉たち家族と一緒に海に旅行に出かけた。少し癒やしになったが、眠れない夜を何日も過ごした。お腹に手を当てる……赤ちゃんはいない……。お酒の力を借りないと眠れなかった。

不妊治療に戻り、女性でM先生という若くて（30歳くらい）可愛らしい先生が担当になった。かけてくれる言葉は優しくて、精神的に救われた気がした。私は「子宮頸管無力症」という病気で、子宮が臨月を迎える前に、途中で開いてしまうらしい……そこで、今度妊娠したら、子宮の入り口を縫ってしまう手術をするとのこと……頑張る。（汗）痛そう……。

M先生はちょっと天然が入っている感じがしたが、人工授精も痛くなく、2回目のチャレンジの日。前回のジンクスで妊婦さんパワーをもらおうと、妊婦さんの友達に電話して妊娠パワーをもらった。なんと妊娠した。

もくじ

はじめに　1
不妊日記1　13
不妊日記2　44
おわりに　87

1

不妊日記　1

2005年1月11日

お腹が痛くて何日も眠れず、出血も多い。緊急で予約してJ医大病院に来た。妊娠検査では陽性。しかし、お腹の中には認められなくて、子宮外妊娠では？　と診断された。子宮外妊娠だと私の命に関わるので、急いで手術することになった。また、産めなかった……。涙が次から次へと出てくる。ダーリンの前で泣いてばかりだ。看護師さんも辛そうに入院の説明をしてくれた。今回も何が何だかわからないまま、即入院、即手術、ダーリンがまた走り回ってくれて申し訳なかった。

1月12日

緊急入院して次の日、尿の値も高く、エコーで右の卵管に赤ちゃんがいるようで、三人の先生が確認して、腹腔鏡内視鏡手術をすることになった。お腹に3カ所小さな穴を開けて、スコープで覗きながら手術するらしく、M先生が担当することになった。手術が決まると、あっと言う間に準備がなされた。下の毛を剃り、T字帯（ふんどしみたいなの）を付け、手術服を着て、ストレッチャーに乗ってゴロゴロと連れて行かれた。子宮外妊娠は、破裂したら命の危険があるらしく、ダーリンが心配そうについてきた。

手術室に入ると、いろんな先生や看護師さんが挨拶に来た。麻酔科の誰々とか……。点滴に麻酔が少しずつ入ると、私の意識は無くなった。

次に目覚めたのは、M先生が、何か話しかけてくれた時だった。気持ち悪い……、吐き気がする、寒気、喉も痛い。喉は、呼吸器確保の管が入っていたので違和感があった。あと、麻酔の影響で気分が悪くなるらしく、下半身がだるく、どうにかして！　と思うけど、身体は動かなかった。

病室に戻ると、看護師さんたちがストレッチャーから、ベッドに移動してくれた。ダーリンが心配そうに見ていたが、私は、話す気力も無かった。お父さん、お母さんが来てくれたが、私が寝ている間に、ゆっくり寝るようにと帰っていた。ダーリンに、身体の不満を言いたかったが、尿の管が入ったりしていて下半身がだるく苦しかったので、帰ってもらった。心配そうにしていたダーリンに、心でありがと……ごめんね……と、何度も言っていた気がする。

その後、看護師さんに何度もナースコールをし、不満？　不安？　だるいことを言うが、麻酔のせいだと……、様子を見に看護師さんが来るたびに不調を訴えた。足には、エコノミー症候群にならないようにエアーが入り、足をモミモミしてくれるが、これが暑いし、気分が悪くなるのでエアーを取って欲しいと言うと、M先生が来て、内診をし、口のエアーと足のエアーを外してもらった。足は、エコノミー症候群にならないように、マメに動かし、夜中に４本？　起こされ注射をした。朝まで、震えやしびれが来て、気分悪く、起きては寝るの繰り返しで朝を迎えた。

1月13日

具合が良くなってきて、看護師さんが、様子を見に来てくれた。妊婦さんの看護師さんで、優しく接してくれたが、今の私には、精神的に辛かった。歩けるようになったら、尿の管を外してくれるらしいのだが、ずっとベッドに寝ていたので、起きるとフラフラして歩けなかった。お腹の大きい看護師さんにまだダメですと言われた。お昼になって、もう一度言ったら、心配だからまだダメだと……、早く外したくてプリプリしていた。夜は違う看護師さんになったので、聞いてみたら、歩くのもできたので晴れて尿の管を外してもらった。

抜くのに痛かったら嫌だな～と思った。看護師さんが、注射器で中で膨らませている部分の空気を抜き、ゆっくり管を引っ張った。そんなに痛くはなかったが、長い管が入っていたのを見ると、気分が悪く、寒気がした。

1月14日

日に日に体調は良くなっている。悪い時は、苦しくて、早く治らないかな？　とばかり考える。身体に余裕ができてくると、悲しく、辛い事ばかり考える。辛い……、また産めなかった……。

お昼、食事もだんだん普通になってきた。おいしい。悲しいけど、食欲はある。私はまだまだ大丈夫だ。そう思いながら豆腐ハンバーグを食べていると、廊下から聞き覚えのある声がした。姉たちがお見舞いに来てくれた。涙が出た。姉たちは、下の売店で生理用の大きなパンツも購入してきてくれたり、励ましてくれたりした。感謝だった。夕方ダーリンが来てくれた。本を何冊か持ってきてくれて嬉しかった。

1月15日

点滴は夕方外せることになった。ゆっくりシャワーを浴びる事ができ、寝やすくて気持ちよかった。

1月16日

M先生がお昼頃診察してくれるとのことで、診察室に行き、看護師さんに、「用意して台（椅子）に乗っていて下さい」と言われたので、パンツを脱いで乗って待っていると、M先生が、「やまもとさん、おはようございます」とカーテン越しに言ってきた。顔を出したいようだが、カーテンの切れ目がなかなか見つからないみたいで、やっと端っこから出てきた。

思わず笑ってしまった。出血は少なくなり、傷の絆創膏も外され、明日何も無ければ退院できるとのことだった。夕方、兄さん（義理兄）とケンタ（甥っ子）が来てくれた。嬉しかった。家族の温かさに感謝である。

1月17日

退院の日。朝に尿検査をして、その結果で退院が決まるみたいだが、結果は大丈夫だった。いつも強面の、若い男性のS先生が来て説明してくれた。私に同情してか、優しい笑顔で最後には、「また外来で会いましょう！」と言ってくれた。勝手な妄想を楽しんで、少しときめいてしまった。何はともあれ無事退院じゃ。良かった、良かった。家に帰ると、ダーリンが気分転換にと、『Dr.コパの貼るだけ風水』というのを買ってきてくれていた。

何やら、いろいろな風水シールを貼るだけで、運気がアップするそう!!　ダーリン、ありがとう!!　感謝。

1月24日

傷の確認の為、J医大病院に行った。いつもより、混んでいる気がした。M先生の、ふんわりとした声で呼び出しがあった。私は思わず、にっこりとした。いつも優しいM先生に会うのは楽しみだった。

「お元気でしたか？」とM先生のふんわりトーク。私は手術のお礼を言った。内診で問題は無かったので、次の生理の後に、人工授精をやることになった。今回は排卵誘発剤の少し強めのクロミッドを使用することになった（前回はセキソビット）。いつの日か、我が子をこの手に抱くことはできるのだろうか？

さぁね〜わからないよね〜やることやるさ〜。

ダーリンと仲良く元気でいればいいよね〜。

帰りに美味しいトンカツを食べたよ〜ごちそうさま!!


妊婦さんを見るのがつらい。

私に何で赤ちゃんがこないのだろう？

苦しい。

世の中には、我が子を授かったにもかかわらず、虐待などで命を落とす子供たちがたくさんいる……。

神様……、いるならどうして……。

3月8日

いつも通り、不妊外来にダーリンと行くと、M先生から診察の後、「今日は旦那さん来ていますか？」と聞かれたので、「はい」と答えると、「今日、人工授精しましょう！」と言われた。そんな気がしたので、ダーリンが一緒で良かった。残っている卵管の左側の卵巣が大きくなっているとのことで、卵胞は一つだけだったが、卵巣が機能していてくれて良かった。人工授精はスムーズに終わったが、今まで左側で妊娠したことが無かったので不安だった。ま、考えてもしょうがないか……、また子宮外妊娠だったら……、これも考えてもしょうがない……、帰りに薬をもらうのに待っていて、ジュースを買いに行ったら、誰かが「やまもとさん？」と声をかけてきた。見ると、なんと美容室で私とダーリンの担当をしてくれているOさんだった。双子ちゃんを妊娠したので通っているらしい。

うらやましいー!! 偶然の日でした。

3月17日

一人で病院に行く……、ダーリンがインフルエンザになってしまった。参った……、私もお腹チクチクするし、腰痛でまた子宮外妊娠では？　と心配で心配で（泣）。先生に聞くと、私がインフルエンザになっても薬は飲めないらしいので気合いでがんばらなくては……、帰りにダーリンの冷えピタやマスクを買って帰った。あーどうなるかな～涙が出そうになる。いや、出ちゃった。だって、もう嫌なんだもん。赤ちゃん取られるの……。

3月30日

生理来ない。体温高い。妊娠検査薬陽性。でもお腹チクチク、腰チクチク、で不安を抱えて病院へ。M先生にその事を伝えると、早速内診してくれた。ドキドキした。子宮の中に赤ちゃんの芽が見つかった。ホッとしたが、M先生が、子宮外妊娠の場合でも見えることがあると驚かされた。えーーー！　そんなーーー！　M先生に、4月からは、産科に移動して下さいと言われた。はい、是非。あー心配。

4月3日

少し、ピンクの出血があったので、心配で急患へ。今日は休日なので、急患受付へ……、ここに来る時は嫌な思い出ばかりだ……、直接産科で診てもらうことになった。女性の先生二人。一人は早産してしまった時の先生だった。淡々と話して説明してくれた。

「切迫流産」とか、「安静」とか話していた。結果、子宮内には出血は見られないので、何とも言えないとのこと……、悩む日々に……、次回は早めに予約を取ってもらった。

4月4日

不妊外来の知っている、えーっと、K先生だったか？　女性で助教授の先生が、出血の具合などを診てくれた。子宮の入り口のポリープが出血しているとのこと。しかも、ちゃんと子宮の中に赤ちゃんがいて、子宮外妊娠ではないと言ってくれた。ホッとした。良かった。

4月25日

久しぶりの産科。男の先生で、淡々と話された。何か心配。M先生に早く診てもらいたいな〜。今日は違う科を診ているみたい……、今度は会えるといいな〜。

4月27日

つわりもだいぶ我慢できるくらいの感じになった。胃薬も飲まなくなった。が！　しかし、気分悪し！　腰も相変わらず痛い。こんな時、つくづくダーリンには感謝。何でもやってくれる。私も頑張って元気な赤ちゃん産まなきゃ！　つわりなんかに負けない‼

MY BABY お願いだから元気でいてね。

私の子宮がんばろうね！

5月11日

少し調子が良くなったので、かっちゃん家（2番目の姉）に遊びに行く。具合が悪くなり、早々帰る。波があって辛い……。下っ腹が張る。前回の早産の悪夢が蘇り、涙が出る。弱い自分が情けない……。

5月13日

腰は痛いし、お腹チクチク。ホカロン貼ったら少し治まった気がする。今日は病院だ～。

M先生に診てもらえるか不安だが、予約票の紙に、担当医はM先生と記入して待っていると、聞き覚えのあるM先生のアナウンスで名前を呼ばれた。ホッとした。久し振りにM先生の顔を見て嬉しかった。少し痩せたかな？　ＢＡＢＹは、順調で、首の後ろの検査（障害がないか）も大丈夫だった。私は、子宮頸管無力症の為、手術の打ち合わせもした。麻酔怖い～。入院が6月6日になり、M先生が、「雨の日ですが……」雨の日？　ん？　もしかして、「6月6日の参観日、雨ザーザー降ってきて〜」って絵描き歌？笑。相変わらず天然ですね。

同じような手術をする人が何人もいると聞いてびっくり。みんな頑張っているのね〜、私も頑張る。

5月27日

妊娠13週と3日。今日は麻酔科に寄ってから産科の予定。J医大病院のシステム変更後、初めての来院。入り口に入ると、係員が案内してくれ、機械にカードを通すと受付終了。どんどん便利になる。医学ももっと進歩して欲しいな〜。麻酔科で説明を受け、痛いのは覚悟だな〜っと産科へ……、今日はA先生（女性）だった。お腹をエコーで診てもらい、いろいろと説明を受けた。お腹は少し張っていると言われ少し不安になる。赤ちゃんは元気に動いていた。早く手術したいと心に決めるが、不安だ。下から子宮も確認してもらい。まだ開いてはいないが、入り口のポリープがあるせいで少し広がっていると……、んーーー心配。

A先生も心配してくれて、張り止めの薬を入院までの日数分もらった。あーどうなるやら。

手術は怖いけど、赤ちゃんの映像見るとしっかりしなきゃ！　と思う。帰り、少し具合が悪くなる。早く手術したい。

A先生の内診は痛いのじゃ!!

6月6日

今日は入院の日。不安いっぱいだけど、覚悟を決めた。希望していた個室も取れて、一つ安心。看護師さんに説明受け、M先生に手術の説明と、内診をしてもらった。前置胎盤なので、簡単な手術のマクドナルド法ではなく、しっかり2カ所を縫う難しいシロッカー法の手術になるということだった。その方が絶対にいいというので、やるぞ～!!　あ～がんばるよ～。ドキドキ。

6月7日

いよいよ手術の日。M先生が手術担当してくれるとのことで、少し不安は無くなったが、やっぱり、痛いのか、苦しいのか、そう思うだけで緊張した。ダーリンも来てくれ、午前11時15分から手術と言われ、看護師さんと一緒に用意する。あーもう死にそう。このまま手術やめます！　って言っちゃおうかなーー。

手術室に入って、手術台に横になった。横を向いて丸くなって、腰に下半身麻酔の為、注射をした。思ったより痛くなかったので良かったが、注射の針が刺さらなくて、10回くらい？注射された。でも、腰痛があり、少し痛いのが痛キモでした。意識はあるので先生たちの声が丸聞こえでドキドキした。何事も無く終わって一安心。痛くなかったので心底ホッとした。M先生ありがとうございました。

6月8日

朝、M先生をはじめとする4人の先生が回診に来た。膣の中の脱脂綿を取って消毒する時痛かったけど、尿管も取れて気分は少しスッキリ。その後、すっごく偉そうな教授かな～？　先頭にゾロゾロ病室に入ってきてビックリ！　優しく話してくれるおじさんだったから良かったけど、M先生を含め、みんなかしこまっていた。偉い人なのかな？　病室のトイレまで歩行ＯＫになった。夜点滴痛くて、右になった。痛い。

6月9日

お母さん、まーちゃん、かっちゃん（二番目の姉）がお見舞いに来てくれた。食事を持ってきてくれた看護師さんに、「うわ！　みんなそっくり！」と言われた。少し複雑……。

みんな眼鏡をしているだけだと思うのですが……。

6月10日

シャワー浴びれた！　さっぱり！　でも、点滴繋がっているからやりづらい。お腹がちょっと張ってきた。点滴が漏れてる感じがしたので、左に点滴を入れ直した。張りが治まってきた。ホッとした。

6月11日

診察後に点滴外してもらう〜うれし〜。

6月12日

ダーリンが来てくれた。明日退院だ!!

6月13日

退院！　M先生が早めに来てくれて診察してくれた。赤ちゃんも元気で問題ナシ！
やっと帰りだ！

6月17日

午後3時からの予約だったが、午後1時半には着いたので、受付の機械に通して待っていると、なんと、すぐにM先生が呼んでくれた。早めに来たから、入れてくれたみたい！
THANK YOU♡
赤ちゃんも手術も順調！　張り止めの薬を強いやつに変えてもらった。副作用はあるらしいが、赤ちゃんの為にがんばるよ〜。

あたしの子宮。
あたしの身体。
11月まで頑張ってね。
あたしの赤ちゃん。
11月まで出て来ちゃダメだよ。
来年は楽しいところいっぱい連れて行ってあげるから、今は我慢してね。

7月1日

2週間ぶりの病院。赤ちゃん、子宮問題無し！

7月3日

胎動を少し感じて感激！ ダーリンも触ったときにピクッと動いて感激してた。

ダーリンが出張でドイツに行き、お土産にＢＡＢＹのおもちゃ買ってきてくれた。頑張るよ!!

7月29日

赤ちゃん元気かな？　久し振りの産科。体重増えていてビックリ。気をつけなきゃ。今日は、初めての女性の先生だった。いろいろ優しく説明してくれ、胎盤は子宮を塞いでいないから、自然分娩で今のところ大丈夫とのこと。もしかしたら帝王切開かも……、ま、どちらでも元気な赤ちゃんが生まれてきてくれればＯＫ！

8月12日

Ｍ先生に会えるといいな〜と思いながら産科に。呼ばれたのは、初めて見る男性の先生だった。エコー写真を撮ってくれ、あまり可愛い顔とは言えないけれど、先生が、「エコー写真はみんなこんな感じですよ」と言ってくれた。瞼もできてる！　性別はわからなかったが、判明してからＢＡＢＹ服買おう！

あと、３カ月がんばる！

8月26日

26週と３日。呼ばれた先生は、若い男性だったが、優しくてよかった。ベッドに横になり診察を受けながら、M先生は診てくれないのかな？　と思っていると、私の頭の上に人影がチラチラ。なんとM先生だった。「あ！　M先生お久しぶりです！」と寝ながら話していると、どうやら、診察するブースが空いていなくウロウロしているようで、若い男性の先生が、心配そうに話していた。M先生が、何やら言いたそうにしていた。「26週過ぎたら私に回して下さい」と言ってくれた。M先生～忘れてなかったのですね～。「順調そうで」と笑顔で優しい言葉をかけてくれた。今日M先生に会えて良かった。

我が子へ。
どんなに楽しみにしているか君にはわからないだろう。
どんなに愛しているか君にはわからないだろう。

でも、元気に生まれてきたら、きっとわかってくれるだろう。

たくさんの人が君の誕生を楽しみにしている。

たくさんの人が君に会うのを楽しみにしている。

誰よりも私が一番楽しみにしている。

9月16日

29週と3日。9月に入って初めての病院。M先生に会えるかな〜。アウトだった……。苦手な男性の先生だったが、今日はきちんと話をしてくれた。性別はまたわからなかった。私がどっちか気にしているからなかなかエコーでわからない方向を向いているみたい。

でも、元気に生まれてくれればＯＫです。

ＢＡＢＹは、１２８０グラムあるそうで、大きくなって嬉しい〜あとちょっと！

9月30日

31週と3日。久し振りにM先生。嬉しかった。相変わらず優しい笑顔で、お腹を触って、「大きくなりましたね」と言ってくれた。そして、大変すまなそうに、ずっと診ていくと言っておきながら、今度婦人科に異動とのこと……、大学病院では仕方のないことだけど、寂しいな〜。「出産したら産婦人科病棟にいるから見せに来て下さい！」と言ってくれた。最後まで診てもらいたかった。残念。

BABYは、なんと男の子と判明！　あとちょっと！

ダーリンとBABYの名前を決めた。二人で候補を出して、一つだけ偶然にも一緒になった名前。「怜央・れお」とても気に入った。漢字の字画もバッチリ！　名前を呼びながらお腹に話しかける。うん、いい感じだった。

怜央、もうすぐ会えるよ!!　凄く動くのでお腹が痛かったが、嬉しかった。

10月3日

33週と3日。今日はいつもより混んでる気がした。やっと呼ばれると、初めての男性の先生だった。普通だが、内診も雑で、力が強く痛かった。M先生〜。ＢＡＢＹは、１９００グラムになったよ!!　大きくなったよ！

あーそれにしても子宮の抜糸するの怖いな〜。

でも、そのくらい我慢しないとね。怜央！　もう少しお腹の中にいてね！　11月の予定日までもう少し！


怜央《れお》。

パパとママと二人でピンと来て決めた名前。

気に入ってくれるといいな。

パパもママも新米だけど、頑張るから、怜央も頑張って産まれてきてね。

怜央に会えるのを本当に楽しみにしているから……。

この手でしっかり抱きしめたいから。

小さな手でしっかり握り返してほしいから。

いい子でお腹の中で元気に育ってね。

10月28日

35週と3日。今日はY先生で、男性だけど、丁寧に診察と説明をしてくれた。子宮も開いていない。BABYは、2200グラムに!!

安心！　来週いよいよ抜糸！　頑張ります！

私の子宮！　頑張ってくれてありがとう！

私FIGHT!

DO MY BEST!

I CAN DO IT!

11月4日

36週と3日。いよいよ抜糸する日……、ナーバス。先生は優しい男性のY先生！良かった。BUT！　痛かった。やっぱり。麻酔なしで抜糸。思ったほどではなかったけど、苦痛が長かった。糸がめり込んで先生三人代わってやっと抜糸……。終わった後は、汗が噴き出ていた。死ぬ～大げさだけど。痛苦しかった。でもとりあえず、無事終わって一安心。後は出産いつでもＯＫだ！　怜央も２５００グラムになってるし～嬉しい。一応入院の用意もしてきたけど、問題無いので帰ってもＯＫとのこと。さあ、もう一踏ん張りじゃ！

11月8日

いよいよ37週。正期産！　もういつ産まれてもいいんだけどな～なかなかうまくはいかないな～、早く怜央に会いたいな～元気に産まれてきてね～。

11月11日

37週と3日。まだ産まれそうにないまま病院へ。問題無いけど血圧が少し高め。妊娠中毒症ではないかと不安。足も浮腫がある。怜央は２３００グラム。え?!　減ってる！　なんで？　問題は無いって……、は～苦しいよ～お腹パンパン。

11月19日

夜中の3時頃、お腹がギューーッと締め付けられる感じがしたと思ったら、パチンとお腹の中で何かがはじけた。ドロッとした物が出てきた。破水だ！

少しパニックになる。またダメかなとか頭によぎる。ダーリンを起こすとすぐ起きてくれた。入院の準備はＯＫ。Ｊ医大病院に電話すると、看護師さんが「大丈夫ですよ、落ち着いてくださいね」と言ってくれたので少しホッとした。車では仰向けになり、腰を少し上げて、凄い格好のまま約30分（いつもは40分）、いつもより遠く感じた。夜空に電線が張っているのを眺めながら、お腹に手をあててみる。怜央は動いている。生きている。

病院に着くと、車椅子で産科へＧＯ！

すぐ診てもらうと、破水していて陣痛も始まっているので即入院。破水しているので、怜央にバイ菌が付かないように薬を飲む。まだ耐えられるし、会話のできる陣痛。どのくらい痛くなるのか想像ができない。助産師さんの研修の女の子が私に付き、ダーリンと一緒に励ましてくれた。段々と陣痛が酷くなり、ダーリンに腰をさすってもらう。助かる〜。少し歩いた方がいいと言われ、歩くが、途中で痛みに襲われ、止まって耐える。ふ〜辛い。

肛門を押さえると少し楽に。恥ずかしさも、プライドも関係なく、助産師さんに肛門を押さえてもらう。強い痛みが激しくなり、どのくらい時間が経ったかも忘れ、いきみを我慢していると、できなくなってきて、いきんでもOKと言われる。10センチ子宮が開いてきたとのこと！　もう少し！　歩いて痛みの波が襲ってくる前に分娩台に移動。何回か目が飛び出るくらいいきんだら、黒い頭が見え、毛の少し生えた背中が見え、泣き声が聞こえた。

みんなに、「おめでとうございます！　がんばりましたね」と言われ涙ぐむ。怜央をすぐにお腹の上にのせてもらう。あーやっと会えた。感動でうるっとくる。怜央は元気に産まれてくれた。


ありがとう！

ありがとう怜央！

ありがとうダーリン！

ありがとうみんな！

ありがとう私！

安心して達成感がジワッとこみ上げてきた。じんわり心地よい感じがした。下を少し切ったので、縫ってもらう間も怜央は泣いていた。男性の先生が、「パワーがあって元気だ」と褒めてくれた。ほんと良かった。


怜央2934グラム。元気な男の子。

怜央、はじめまして、ママだよ。やっと会えた。

M先生に会いたかったな～。

残念。

夕方、家族が次々にお祝いに病院まで来てくれた。みんな嬉しそうだった。

入院1週間、沐浴、おむつ替え、母乳のあげ方など学んだ。同じくらいの赤ちゃんのママたちと、夜中授乳時間に授乳室で会うと、みんな髪の毛がくしゃくしゃ、顔はボーッとしていて、いろんな会話しながらの入院生活は楽しかった。みんな、おやつ何かな～？　とか、ご飯が足りないって文句言ったり。あっという間に退院になった。

私は少し疲れていて、M先生への挨拶はできなかった。

さあ！　退院！　家に帰ろう！

「怜央を妊娠した時の基礎体温（生理になった日を1と数える）」

1：2005年2月17日　生理になる。36・72℃

2：2月18日　生理2日目。36・60℃

3：2月19日　生理3日目。36・58℃

4：2月20日　生理4日目。36・52℃

5：2月21日　生理5日目。クロミッド服用。36・48℃

6：2月22日　生理6日目。クロミッド服用。36・60℃

7：2月23日　生理7日目。クロミッド服用。36・48℃

8：2月24日　クロミッド服用。36・50℃

9：2月25日　クロミッド服用。36・45℃

10：2月26日　36・48℃

11：2月27日　36・52℃

12：2月28日　36・45℃

13：3月1日　36・48℃

14：3月2日　36・35℃

15：3月3日　36・59℃
16：3月4日　36・55℃
17：3月5日　36・50℃
18：3月6日　36・48℃
19：3月7日　36・45℃
20：3月8日　人工授精&ホルモン注射。36・52℃
21：3月9日　36・40℃
22：3月10日　高温期1日目。36・65℃
23：3月11日　高温期2日目。ヒスロン服用。36・85℃
24：3月12日　高温期3日目。ヒスロン服用。不正出血あり。36・94℃
25：3月13日　高温期4日目。ヒスロン服用。36・98℃
26：3月14日　高温期5日目。ヒスロン服用。36・88℃
27：3月15日　高温期6日目。ヒスロン服用。36・87℃
28：3月16日　高温期7日目。ヒスロン服用。36・89℃
29：3月17日　高温期8日目。ヒスロン服用。36・92℃
30：3月18日　高温期9日目。ヒスロン服用。36・90℃

31：3月19日　高温期10日目。ヒスロン服用。36・99℃
32：3月20日　高温期11日目。ヒスロン服用。36・97℃
33：3月21日　高温期12日目。36・99℃
34：3月22日　高温期13日目。37・0℃
35：3月23日　高温期14日目。36・95℃
36：3月24日　高温期15日目。37・0℃
37：3月25日　高温期16日目。36・98℃
38：3月26日　高温期17日目。妊娠検査薬陽性。36・95℃
39：3月27日　高温期18日目。36・95℃
40：3月28日　高温期19日目。36・92℃
41：3月29日　高温期20日目。36・90℃
42：3月30日　高温期21日目。病院で妊娠確定。36・92℃
43：3月31日　高温期22日目。36・99℃

2

元気な赤ちゃんを授かり、無事元気な赤ちゃんを出産できますように。

2007年5月10日

二人目不妊治療開始！　久し振りにJ医大病院へ。怜央はまーちゃんが預かってくれて感謝。私の予約は午前9時半～10時。以前とは違って担当の先生が決まっていた。先生たちの名前は産科にあった。うわ～懐かしいな～また会えるかな？

私の担当はK先生。女性の先生で、以前も何回か見てもらった感じのいい先生だ。

また人工授精してもらいたいと伝えると、血液検査のみでやってくれるとのこと!!

やった～！

痛い検査やらなくていい～！　まだ排卵はしなそうなので、また来週！　とにかくがんばります。

ダーリンに、「また毎回内診するのちょっとやだな〜」と話すと、「じゃあ俺が代わりに診察台に寝て足開いているよ！」と……、カーテン越しに毛深い足のお股から、予想もしていないものがあったら、きっとびっくりするだろうな〜と想像して大笑いした。警察よばれるね。

5月16日

今日はダーリンと怜央と三人で病院に。人工授精ができるといいな〜。子宮体操もしていったが、卵管が無い右の卵巣から排卵するみたいで今日は×。相変わらず、不妊外来の待合室はいっぱいだ。ダーリンと怜央が来ると、みんなにジロッと見られた。しょうがない。私は頑張って一人目授かったのだから。いい気分じゃない人がたくさんいる。以前私もそうだった。「一人いるからいいじゃん……」みたいなね。でも、逆に、一人目不妊、二人目も不妊で私のように来ている人もいる。いろいろな立場を経験してわかった。その人しかわからない気持ちってあるよね〜。

また来月きま〜す。血液検査痛かった。

6月4日

生理の間のホルモン検査の為病院に。今日は怜央は姉たちが見てくれている。姉妹っていいな〜と実感。来週人工授精できるかも！　楽しみ！　帰りにM先生をちらっと見かけた。元気そうでよかった。

6月14日

ダーリンと怜央と病院。また右の排卵で人工授精はナシ。私は、排卵誘発剤をセキソビットから、前回も使っていた少し強いクロミッドに変更になった。来月にかけよう！　うまくいかないな〜。

怜央は疲れていそう。病院連れてくるのよそうかな〜。ダーリンもいろいろ検査して疲れていそうだった。

7月12日

クロミッド服用後のため、少し期待していったが、また右、……、ま、気楽にいくしかないよね。怜央の兄弟欲しいな〜。

8月8日

また右……、がっくし……、毎月右ばかりなので、クロミッドを2錠飲む事になった。

9月某日

男性のS先生に代わった。まだ不妊に慣れていなそうで心配。人工授精をやることになったが、ダーリンの精子君の状態が悪いからやめた方がいいと……、そろそろ体外受精（採卵し、精子と受精させて子宮に戻す方法）を勧められた。

10月もダメ……、でも体外受精は、もっとお金も掛かるし、身体に負担が掛かるから、ダーリンは反対。私も考える。

もう一人欲しい……。

11月も排卵後だった。いつも排卵が週末なので、クロミッドを飲む日をずらすことになった。

12月3日

内診で卵胞が、右2・8ミリ。左1・7ミリ。まだ排卵していないので明日人工授精になった。ホルモン注射を受けて帰る。

12月4日

怜央を連れて初めての人工授精。みんな忙しいからね。いつも精子を持ってきてくれる人が来ても、なかなか呼ばれず……、S先生ではない先生に呼ばれ、人工授精の説明を受けた。S先生どうしたのだろう？　人工授精いつもより痛かった。成功しますように!!

12月13日

怜央がぜんそくになり心配。姉たちに預けてJ医大病院へ。排卵はきちんとしているとのこと。まだ生理は来ないが、生理前の腰痛が……、先生は来年女性の先生に代わるそうで楽しみ。明日妊娠検査薬買おうかな～。

12月某日

見事に撃沈……、凹みです。妊娠検査薬陰性……。
今回は行ける！　って思っていたけど、ダメだった……、ま、何事もうまくいかないよね～また来年！　すぐにできると思ったけど、なかなかうまくはいかないな～がんばるしか私に道は無い！　怜央に兄弟欲しい。
夜、私は妄想していた。ダーリンのお顔の精子君たちがたくさんいて、私の卵子ちゃんめがけて泳いでいる……、そこに、小さくなった私が入り込み、一番良さそうなダーリンのお顔の精子君を私の卵子ちゃんの所に連れて行き、無事受精できたらな～と……。

妊娠できたらいいな～。

来年は子宝ねっと見るのやめよ～何となく……。

＊子宝ねっと：不妊治療を受けている、これから始める方のための掲示板。

2008年1月24日

今年初めてのJ医大病院。初めての先生。

緊張したけど、良さそうな女性の先生で安心。R先生は内診も痛くないのでホッとした。

今月はクロミッドを飲まないでチャレンジだったから心配したが、左1・7ミリ、内膜6ミリでグッド。しかしまた週末に排卵してしまいそうとのこと……、またダメだった……。

8月7日

久し振りに不妊外来へ。どうせ、また右の排卵かと思っていたけど、左が2・0ミリになっていた。メルビンか……、クロミッドも1錠しか飲んでいない……、マカか……、先生が明日か、月曜日と悩む……、子宮内膜が7・5ミリしかないから着床しないかも……とのこと。

他の先生と相談してくれ、「明日にしましょう！」と決定。成功するかわからないけど、とりあえず人工授精できるから嬉しかった。

私は家に帰ると、ネットで検索して、子宮内膜を厚くするのに良いとされる「とろろ昆布」を口いっぱいに放り込み食べた。口の中でくっついて窒息しそうになる。危なかった……(汗)。怜央が不思議そうに見ていた。ママ頑張る！

8月8日

人工授精の日。怜央も一緒に病院へ。車で寝ていたので、そのまま病院で寝てくれると思ったが、すぐ起きてしまった。久し振りの人工授精なのでドキドキ。ダーリンも慣れた精子君採取も終わり、待っていると、怜央が騒ぐので、ダーリンがベビーカーに乗せて病院をグルグル。お疲れ様です。いつもの人が、ダーリンの精子君をポケットに忍ばせ来た。なかなか呼ばれなかった。ダーリンも疲れていたけど、怜央を連れてグルグル。私は呼ばれて、精子君もまあまあ元気で人工授精無事終了。ダーリンが偶然にも、元同僚の女性から声をかけられたらしく、二人目妊娠で病院に来ていたとのこと。私も知っている人だった。偶然～!!　もしかして……。

8月21日

高温期12日目。高温期6日目から胃が少しムカムカしてくる。最近、毎回、ん？　妊娠？　とか思っても生理が来る。お腹がチクチクしても想像妊娠。何回も騙されてきた。自分の身体に……。

朝、赤い出血少し。午後3時頃まで少量の出血。もしかして、着床出血？　と思いつつも、いつもこのまま生理に。体温も高いけど、どうかな？　午後から怜央の予防接種。大泣きしたので、帰りに好きなオモチャを買ってあげた。ウルトラマンの怪獣。怜央はウルトラマンより、怪獣好き！　帰ってきて、妊娠検査薬をやってみた。なんと陽性だった。

本当かな？　出血は止まっているけど、いろいろ考えると不安。でも、嬉しい。ダーリンに報告。嬉しそうだった。これから頑張らなきゃ！　普通の妊娠でありますように……。

8月22日

寝れなかった。トイレに行くと少しピンクの出血。いろいろ悪い事を考える。怜央がスイミング帰ってきて熱を出した。1カ月に1回は熱が出る。様子を見て病院に……。

9月2日

いよいよJ医大病院へ。期待と不安でドキドキ。聞いたことのある女性の声で呼ばれた。K先生だった。何度もお世話になっているので安心。早速内診してもらうと、ちゃんと子宮の中に赤ちゃんがいると言われ、嬉しかった。不妊外来にいる間担当してくれるとのこと。良かった。

授かった命。無事に出産できますように。

9月4日

出血が少しあった。心配で怜央を預けて病院に。ダメかな……、赤ちゃん……。K先生がすぐ見てくれた。赤ちゃんは大丈夫。少し出血が子宮の中であるのは、今胎盤がくっつき始めているので、出やすいそうで、無理しないで下さいと言われた。

がんばれ！　私のＢＡＢＹ！

9月10日

出血止まらず……。お腹は張る感じで具合も悪い。怜央のヤマハのレッスンがあったので、親子で踊るとき、先生にやってもらった。怜央は不機嫌になっていた。怜央ごめんね～。流産しないか不安な毎日。

赤ちゃんがんばって‼

私のお腹頑張って!!
私頑張れ!!
ダーリンいつもありがとう!!

9月16日

出血は止まった。今日は病院。いよいよ心拍確認。K先生に見てもらい、赤ちゃんの心拍確認し、エコー画像も見せてもらう。小さな心臓がパクパク動いているのを見せてもらった。感動！　母子手帳を貰ってくるように言われた。何やら検査で使うらしい……、あまり早くは痛い思い出が……。
赤ちゃん、がんばって！　赤ちゃん9ミリ。

9月18日

まーちゃんと母子手帳を貰いに行く。夕方また出血が……、心配で病院へ行く。今は安静しかないですって……、切迫流産で安静になった。母が家に通ってくれることになった。みんなごめんなさい&ありがとう。

赤ちゃん頑張れ!!

9月20日

洗濯物を取り込んだり、泣いている怜央を抱っこしたりしたら出血が多くなってしまった。

ダーリンに怒られる。怜央をダーリンに任せて寝ていると治まってきた。涙が出る。

神様助けて下さい……。

9月22日

病院に行く。赤ちゃんは元気。出血も落ち着いてきていた。良かった。

9月29日

明日病院の予定だったが、昨日から水っぽいおりもの、茶色や黄色っぽいのになって、そして今日、黄色っぽい水みたいのがたくさん出た。病院へ電話すると、すぐ来て下さいと……、悲しくなり、怜央の前で泣いてしまった。ダメなママだ。反省。怜央に慰められ病院へ。流産かと……、不安に押しつぶされそうになる。
H先生に呼ばれ、早速内診してもらうと、赤ちゃんは元気だった。良かった〜。出血していた場所が見えなくなっているから、そこからか、バイ菌の検査もしてもらうため今度産科へ。

10月3日

まーちゃんに怜央をスイミングに連れて行ってもらい、私はダーリンと病院へ。3時半の予約だったが、4時半に呼ばれた。以前診てもらったことのある男性の先生だった。診察はすぐに終わった。赤ちゃん元気で、2・6センチ。標準で順調だから3週間後にまた来て下さいとのこと。出血は止まっているので、安静も解除。無理しないようにと……、バイ菌の検査も大丈夫だった。

10月16日

夜シャワーを浴びていると、膣の部分に何か当たった。鏡で見ると、丸いのが見えた。ポリープ？　子宮？　まさか赤ちゃん？　急いで救急外来へ。怜央も連れて、産科に向かい、ドキドキしていると、先生たちがバタバタしていた。しばらくして、先生に診てもらうと、子宮が下りてきているとのこと。赤ちゃんは元気でこのままでも大丈夫らしい。明日予約を取ってもらった。

お腹に赤ちゃんいるの見えないし心配……、大きな水槽に大切に入れて毎日見れたらいいいな～……。

10月17日

怜央を連れて病院。子宮は出ているが、心配ないとのこと。子宮を手術する日を決めた。

10月11日

胸のレントゲン撮って、心電図と採血して終わった。

赤ちゃん元気で良かった。

私の子宮頑張って！

10月24日

今日は、みんなに怜央を預かってもらったので、楽ちん病院へ。

予約していた時間の2時間後にやっと呼ばれ、お腹の張り止めの薬を出してもらった。赤ちゃんは、6・8センチに！　子宮が少し上がっていた。

私の子宮頑張れ～！

私の赤ちゃん頑張れ～！

入院の時、怜央大丈夫かな……。

11月11日

入院の日。怜央としばしのお別れ……、寂しいな〜でも安心できる家族に任せられるので幸せ者です。

麻酔科で説明を受けた。病室個室取れて良かった。手術の説明。担当は、S先生とT先生だった。S先生は不妊でもお世話になっていたから良かった。

11月12日

いよいよ手術の日……、一度やっているとはいえ、緊張する。血液検査問題無し！手術は予定通り行えるから良かった。ダーリンにお別れをして、ストレッチャーに乗って手術室へ。前回より麻酔が長くて痛かった。手術はお偉い先生みたいなおじさんが（前回もいた）、立ち会っていて、教えながらやっていたので長くなり、少し気分が悪くなった。無事終了。少し息苦しかったが、思ったより寝ることができた。頭痛はするけど、前よりいいかも……、お腹すいてきた〜早く朝にならないかな〜。

11月13日

朝ごパン美味しかった。回診の後、尿管外れて良かった。

11月14日

ご飯が楽しみぃ〜太りそう！
怜央の写真をダーリンがたくさん送ってくれた。涙が出る。早く怜央に会いたい。
あたしの赤ちゃん、子宮頑張って！

11月15日

久し振りのシャワー気持ちいい〜。
怜央元気かな。

11月16日

点滴が外れる。楽ちん。赤ちゃんの心音が聞けた。元気そうでよかった。下の売店でショッピング。いろいろ買ったよ！　怜央に会いたいな〜。

11月17日

退院健診問題無し！　ＢＡＢＹも元気そうで良かった。怜央〜明日帰るよ!!

11月18日

ダーリンが朝からお迎えに来てくれた。支払いを済ませ、やっと帰ることに。怜央に会える!!　家に着くと、怜央は嬉しそうに待っていてくれた。彼なりに頑張って、我慢していたみたい。みんなに褒められていた。ダーリンも動物園、水族館など連れて行ってくれたみたいで、みんなに褒められていた。

みんなに感謝。

12月5日

ＢＡＢＹの画像確認。元気で良かった。尿に糖の値が出る。帰り、栄養指導があり疲れた。

12月19日

糖尿の採血で、朝から食事を抜いてきた。

３回も血を採って疲れた〜。

今日はＢＡＢＹの胎動が激しい。胃に何も入っていないからか……、Ｓ先生にいろいろ診てもらった。糖尿ギリギリセーフ。ＢＡＢＹも元気！「今年はいろいろお世話になりました」と言うと、Ｓ先生は、照れくさそうに、「やまもとさんも良いお年を」と言ってくれた。来年、無事出産できますように。

2009年1月9日

今年初J医大病院。赤ちゃんは元気で、性別はまだわからなかった。700グラムになって安心。体重増えて糖が気になる。

1月23日

怜央のスイミングの後、病院。今日は初めての女性の先生だった。丁寧で、M先生を思い出した。エコーでタマタマみたいのが見えた。男の子かも？　820グラムになっていた。

1月25日

そろそろBABYの名前を決めようと、ダーリンと話す。男の子らしいから、レイ？　レム？　しっくりこない……、とりあえず、怜央と同じ漢字を使って、「怜夢・れむ」に決定。

2月3日

今日はベテランの男性の先生で、I先生。糖の値が高く、検査して引っかかったら入院と言われた……、やばい!!　食べ過ぎ!!

そして、エコーでなんと、女の子と判明!!　やった〜！！！　本当に女の子かな？入院やだな……。名前は女の子バージョン決まって、怜奈。れな♡しっくりきた。

2月13日

産科でK先生に「糖尿だよ！」と言われた。

妊娠糖尿病は、産んだら治るらしいが、BABYに悪影響らしく、来週内科で相談……。

2週間も入院できないな〜怜央が無理そう……。

やばいな〜。

2月18日

ドキドキしながら内科で待つ。女性の先生で、話しやすかったが、入院を強く勧められた。なんとかお願いして、通院（週1）＋食事療法＋血糖検査毎日自分でやる！でOKもらった。良かった〜。血糖検査のやり方を看護師さんに教えてもらった。ボールペンみたいので、それを指に付けてボタンを押すと、先端から針が少し出て指に刺さるので、血が出て、血糖値を測定してくれるやつだった。早く教えてもらって帰りたかったので、躊躇無くボタンを押したら、看護師さんにビックリされた。みんなびびってなかなかやらないらしい……、あまり痛くなかったから良かった。

2月23日

栄養指導の日。一日2000カロリー食べる内容を教えてもらった。結構食べれるので良かった。がんばるぞ！

2月27日

ＢＡＢＹが１４００グラムになっていた。よかった。エコーで怜奈の横顔が見れた。可愛い！　ママがんばるよ！

3月8日

自分の甘さにショック。
チョコ、まんじゅう、唐揚げ……、ついつい食べてしまう自分に幻滅。自分の弱さに幻滅。

3月11日

怜央がすぐ泣いたり、言うことを聞かなくてイライラ……、ついぶってしまった……、反省。
怒りで怜央のオモチャを壊してしまった。私はダメな母親だ……、涙が出る。怜央が泣きながらあやまっている。私は本当ダメダメだ……、怜央、ごめんね。怜奈、お腹で苦しいかな？

反省。

3月13日

久し振りのS先生。BABYは逆子だって〜今度の健診で治ってなかったら帝王切開だって〜でもBABYが無事出産できるなら何でもいいかな〜。

怜奈！　頭は下よ！　1800グラムになっていた。元気だし、もう少し!!

私の子宮頑張って！

3月27日

怜央のスイミングの後、病院へ。逆子治っているかな〜。待っていると、栄養指導室に呼ばれ、看護師さんに逆子の話をすると、エコーで診てくれるとのこと！　すると、なんと頭が下になっていた。良かった。S先生にも頭が下になっていると言われた。ＢＡＢＹも２１００グラム。元気！　再来週、頭が下だったら抜糸とのこと！　コワ〜イ。でも怜奈がちゃんと頭を下に向けてくれた。ありがとう！　もう少しだ〜。

4月6日

いよいよ抜糸の日。ナイーブになる。

ＢＡＢＹはちゃんと頭が下のままなので、抜糸ＯＫ！　２３００グラムになっていた。今日もS先生。良かった。抜糸めちゃ痛かったけど、いろいろチェックして帰ってＯＫ！　だった。

怜央の入園式までもつといいな〜。少し出血があるので、抗生剤をもらった。

4月10日

今日は怜央の入園式。怜奈、いい子にお腹にいてくれてありがとう。怜央、制服似合っていて可愛い！　いろんな人がいて楽しみ。同じような妊婦さんを何人か見かけた。同い年かな〜。

4月16日

夜中にお腹が痛くなり病院へ。陣痛かと思ったら、段々痛みは遠のいてしまった。フライングだった。恥ずかしい〜怜奈早く元気に産まれてきてね〜。

4月18日

夜中にお腹が痛くなって、夜中1時頃病院に着いた。前回の事があるからギリギリまで待とう!! と思ったが、急に痛くなって、母に夜中来てもらってダーリンと病院に。昼のラズベリーリーフが効いたのか、どんどん急に痛くなってきた。診察してもらったら、まだ子宮口は3センチしか開いていなかった。少し破水もしているらしく、そのまま入院になった。痛みが激しくなってくる。お腹の赤ちゃんをモニターを付けて確認していると、赤ちゃんの心拍が落ちてきて、右向いて下さい、左向いて下さいってやっていたら、耐えられないほどの痛みになった。破水感がまだあった。診てもらうと、まだ子宮口は3センチ。痛い、ものすごく痛い。周りがバタバタしてきた。緊急帝王切開になった。ダーリンが不安そうな顔で、先生に説明を受けていた。私は痛みで意識が飛びそうになる。真顔の看護師さんたちが5人くらい来て、いろいろ手術の準備をしていた。痛くて、助けてーと声が出る。看護師さんに、「赤ちゃんは？」と何度も聞いた。看護師さんは「赤ちゃん頑張っていますよ！」と……、危ないんだ……、なかなか手術にならず、レントゲン撮ったり、採血したり。やっと、さあ！手術室へとなった時、私は下っ腹がキューッとなって破水した感じになり、いきんでしまった。看護師さんにそれを伝えると、看護師さんが確認して「頭が出てきています！」と言った。周りは騒ぎ初めて、急いで隣の分娩室へ移動!! 苦しくて、分娩台に移動できないでいると、看護師さんに、「赤ちゃん苦しんでいるから、早くお母さん移動してあげて！」の一言に、力を振り絞り、移動。1回思いっきりいきんで赤ちゃんが産まれた。産声は聞こえない。周りは緊迫していた。すると、「オギャー！」と聞こえた。

嬉しかった。看護師さんたちが、「声聞こえましたね！」「良かったですね」と言ってくれた。結構緊迫していた事がわかった。BABYは顔も見れずに、すぐにNICUに入院。心肺が少し止まったので、様子見るためにも入院になった。心配になった。陣痛控え室で休んで、後で小児科の先生から話があると言われた。どこか悪いのではとドキドキした。

ダーリンが撮っていた動画を見せてもらい、初めて怜奈を見ることができた。小児科から呼ばれ、ドキドキしながらＮＩＣＵへ。先生からいろいろ説明を聞くと、元気そうで良かった。まだ、自分では呼吸するのが難しく、しばらくＮＩＣＵにいることになった。保育器を少し開けてもらって怜奈に触れることができた。嬉しかった。

Ｊ医大病院のスタッフのみなさん。感謝！　感謝！　です。怜奈、産まれてきてくれてありがとう。

早く抱っこしたいな〜。

夕方、ずっと甘い物を我慢していたので、産んだら絶対お饅頭食べる!!　と決めていて、地下の売店へ。お饅頭を2個買って食べた。幸せ〜!!　美味しかった。

4月19日

お昼過ぎにＮＩＣＵに怜奈を見に行くと、ミルクを戻してしまい、鼻からチューブが入っていた。それ以外は元気そうで、足のキックも強そうだった。母乳が搾れたので持って行くと、チューブを外して飲ませてみましょう！　と言われたので、初めて飲ませた。あっという間に飲んでくれて嬉しかった。

病室に戻ると、大学病院ならではなのか、怜央の時にも来た教授でお偉い先生が来た。

使い古している黒い革の手帳を開き、ペラペラとめくり、何やら読んでから話してきた。

「あ～危なかったね」私は、「はい、ありがとうございました。緊急手術から、分娩にて出産できたのでよかったです」と答えると、「あ～ラッキーだったね」と言われた。本当に危なかったのだと実感して少し怖くなった。怜奈が無事でよかった。

夕方ダーリンが来てくれた。怜央は元気そうで良かった。

4月20日

NICUに行くと、怜奈は日焼けサロン（黄疸を抑えるために紫外線を浴びせる保育器）に入っていた。担当の先生が来て、「順調ですが、お母さんにお渡しするのに、少しお時間かかりそうです」と言われた。怜奈が元気になるのなら、お願いします！と思った。

若い看護師さんから、オムツ替えます？　と聞かれたので、「はい！」と答えた。

保育器に入っている怜奈のオムツを、外から手を入れて替えるのは至難の業だった……、若い看護師さんに、「お子さん初めてですか？」と聞かれてしまった……。無理ですよ～保育器の中にいる赤ちゃんのオムツ替えは!!　と思いながら、「いいえ」とだけ答えて頑張ってオムツ替えをした。

怜奈がんばれ!!　ママもがんばる!!

4月21日

朝、搾乳して新生児室に持って行くと、ナースステーションでS先生に会った。私に気づいて、「やまもとさん、おめでとうございます」と言ってくれた。笑顔で来てくれて、「大変でしたね」と言われ、少しウルッときた。私の事気になっていたみたいで嬉しかった。話せて良かった。

ＮＩＣＵに入るのには、いろいろ手順がある。まず、更衣室で白衣に着替え、頭も白い帽子をかぶり、手も薬用せっけんで2回洗い、消毒をしてから新生児ＮＩＣＵに入る。私は疲れていたのか、帽子をかぶらずにふらふら歩いてＮＩＣＵに入ろうとしたら、ナースステーションから放送で、「やまもとさーん、帽子かぶってください｜」って言われた。私は、ハッ!! と目が覚めたように急いで更衣室に戻った。危ない、危ない……、ぼーっとしてた……。

今度はバッチリ着替えてＮＩＣＵへ。怜奈はまだ日焼けサロンに入っていた。ミルクも増えて、もうすぐ退院になるといいな〜。それにしても、Ｊ医大病院の看護師さんたちは凄いな〜テキパキ動いていて尊敬。私は保育器の中に手を入れてＯＫと言われたので、直接怜奈の頭の下に手を入れ、怜奈とお話しした。小さな怜奈は温かく、小さな目でしっかり私を見て口をもごもごしていて、何か話しているようだった。私は愛しくて涙が出そうになった。

なんか涙もろくなった気がする。

4月22日

ＮＩＣＵへ行く。怜奈は日焼けサロンも終わり、退院は明後日になると言われた。え!! 早い!! 怜奈の生命力にはびっくり!! いい子だね!! やっと産科に移動でき、新生児のケアを教わり、初めて怜奈に、ダイレクト母乳をあげることができた。みなさんに感謝だ。怜奈、たくさんオッパイ飲んでね。

4月23日

私が怜奈より先に退院。看護師さんたちはすまなそうだったが、私は今日ゆっくりできると思った。怜奈は、しっかり診てもらった方が安心だし……、お昼は久し振りにマックを食べて帰った。

4月24日

午前11時に怜奈を迎えに行く。私は買っていたピンクの花柄のＢＡＢＹ服を着せたら、看護師さんたちに可愛い！　と褒められた。怜奈は軽くて、可愛くて、本当に無事に産まれてきてくれてよかった。

Ｊ医大病院のみなさん、ありがとうございました。

私の病室を掃除してくれていたオバサンが心配をしてくれていたので、帰りに怜奈を見せたら喜んでくれた。感じの良い綺麗なオバサンだった。

もっとゆっくり入院していたかったな～そのくらいＪ医大病院は居心地がよかった。皆親切で、本当はもっと、いろいろお話したかったが、これは仕方のないこと……。

Ｊ医大病院のみなさんが、健康で、幸せでありますように……。

怜奈がんばって生まれてきてくれてありがとう♡
ママもいろいろこれから大変だけど、怜央、怜奈の為に頑張るよ♡
キレイなママ目指して頑張るよ♡
本当に本当に、生まれてきてくれてありがとう♡

怜奈の足首には、ピンクのハートの形みたいなアザがある。見覚えのある形……、ピンクのスライムに似ていた。もしかしたら、もしかして……。

「怜奈を妊娠した時の基礎体温（生理になった日を1と数える）」

1：２００9年7月27日　生理になる。36・７８℃
2：7月28日　生理２日目。36・７５℃
3：7月29日　生理３日目。36・６５℃
4：7月30日　生理４日目。36・６０℃

5：7月31日　生理5日目。クロミッド服用。36・55℃

6：8月1日　生理6日目。クロミッド服用。36・66℃

7：8月2日　生理7日目。クロミッド服用。36・55℃

8：8月3日　クロミッド服用。36・50℃

9：8月4日　クロミッド服用。36・50℃

10：8月5日　36・52℃

11：8月6日　36・48℃

12：8月7日　36・58℃

13：8月8日　人工授精&ホルモン注射。36・52℃

14：8月9日　36・67℃

15：8月10日　高温期1日目。36・75℃

16：8月11日　高温期2日目。ヒスロン服用。36・75℃

17：8月12日　高温期3日目。ヒスロン服用。36・90℃

18：8月13日　高温期4日目。ヒスロン服用。36・92℃

19：8月14日　高温期5日目。ヒスロン服用。36・95℃

20：8月15日　高温期6日目。ヒスロン服用。37・0℃

21：8月16日　高温期7日目。ヒスロン服用。37・0℃
22：8月17日　高温期8日目。ヒスロン服用。36・92℃
23：8月18日　高温期9日目。ヒスロン服用。36・95℃
24：8月19日　高温期10日目。ヒスロン服用。36・94℃
25：8月20日　高温期11日目。ヒスロン服用。不正出血。37・0℃
26：8月21日　高温期12日目。妊娠検査薬陽性。不正出血。36・95℃
27：8月22日　高温期13日目。不正出血。36・95℃
28：8月23日　高温期14日目。36・96℃
29：8月24日　高温期15日目。36・96℃
30：8月25日　高温期16日目。37・0℃
31：8月26日　高温期17日目。36・99℃
32：8月27日　高温期18日目。37・0℃
33：8月28日　高温期19日目。37・0℃
34：8月29日　高温期20日目。37・0℃
35：8月30日　高温期21日目。36・95℃
36：8月31日　高温期22日目。36・98℃

37：9月1日　高温期23日目。36・99℃
38：9月2日　高温期24日目。病院で妊娠確定。36・99℃

○妊娠するためにしたこと！（私の場合）
☆マカのサプリを飲んだ。
☆葉酸のサプリを飲んだ。
☆子宮内膜に良い、とろろ昆布を食べた。
☆ご先祖様のお墓を掃除しに行った。
☆妊娠している人のお腹を触らせてもらった。
☆『Dr.コパの貼るだけ風水』を活用した。
☆ラッキーナンバーの出たスーパーのレシートをお財布に入れていた。
☆あまり出ないとされるキャンディーのレアな包み紙をお財布に入れていた。

○妊娠してからしたこと！
☆お腹に毎日話しかけた。
☆逆子の時はちゃんともどってね～とお願いした。

☆毎日いろんな神様に感謝しただけですが（夜寝る前に、手を合わせていただけですが……）。
☆日ごろから上手に生まれてきてねとお願いしていたから無事出産できた気がします。

ダーリンの精子君採取室の話

ダーリンの精子君採取の日は、人工授精を行う当日である。ガランとした待合室で待っていると、男性の技師さんが迎えに来て、ダーリンは違う場所に連れられて行く。

連れて行かれた場所は小さな個室で、ダーリンは初日はあちこち開けて探索してみたらしい。ダーリンの話によると、小さなテレビ、大人のＤＶＤ、大人の本があり、精子を採取する為の試験管のようなのが、大、中、小と置いてあるらしい。ダーリンは、「もちろん大！　の容れ物使った」と威張って言っていたが、そんなこと言われても……と笑った。

ダーリン、お疲れ様です。

ダーリンの精子君たちは、遠心分離器にかけられ、不純物を取り除き、運動率をアップさせる。その後、技師の男性がポケットに入れ温めながら来てくれる。技師の男性が帰って行くと、私は診察室に呼ばれた。看護師さんに、小さい試験管にダーリンの名前が書いてあるのを見せられ、「こちらでお間違いありませんか？」と毎回聞かれた。そして、毎回思うのだが、精子君にダーリンの顔が付いていたりしたらわかるのだが、赤い液の入った容器に、ダーリンの名前が書いてあるのを見て、間違いありませんか？　って言われてもな～と思いながら、「はい」と答えていた。

丁度、不妊治療のニュースで間違って違う人のを注入した事件が起きていた。ダーリンに聞くと、毎回ほかには精子君を採取する人はいなかったらしいので、間違いはないでしょう!!(笑)

2009年5月8日

怜奈はＮＩＣＵにお世話になっていたため、退院後の検査を受けに、Ｊ医大病院の子供病院へ。

初めての場所で、キレイで図書館みたいな、子供が怖がらないように明るい感じだった。

診察室の前で待っていて、「やまもとさ〜ん」と看護師さんに呼ばれて行くと、以前不妊外来でお世話になっていた看護師さんだった。覚えていてくれて、「二人目がんばったんですね！」と言ってもらい、嬉しかった。

担当の先生はクールな女性の先生で、淡々と話して、問題なし！　ということで終わった。今度は1カ月健診で問題なしだったらOKとのこと。

5月18日

私の1カ月健診。今日で産科も終わりと思うと寂しい……。

以前不妊治療で見てもらったことのある先生で、問題なしだった。看護師さんから栄養指導を受けた。出産でお世話になった助産師さんに会えなくて残念だった。

産科の不妊外来のみなさんお世話になりました。本当にありがとうございました。

5月22日

怜奈の1カ月健診。ＰＭ3時30分予約だったが、ＰＭ4時45分頃診察になった。どうやら、怜奈の前の赤ちゃんが具合悪く入院になったらしい。
怜奈はどこも問題なし！　なんと体重も、１０００グラム以上増えてお顔もぷくぷくだった。クールな女性の先生だったが、「顔が丸くなったね～」とほっぺを触られて言われた。
怜奈、すくすく成長してね♡
小児科のみなさん、新生児室のＮＩＣＵのみなさん、ありがとうございました。

人と人って縁だとつくづく思う。
それが長いか短いかは私にはわからないが、何事もなるべくしてなる。
怜央、怜奈も生まれるべくして生まれてきてくれた。
本当に最高に嬉しいこと。
お金では買えない幸せを2回も叶えてくれたいろんな神様に感謝です。
怜奈が生まれた時の動画を見ると涙が出る。

血だらけで生まれた怜奈はぐんにゃりしていた。周りの看護師さんたちも緊迫ムードだった。

泣き声がしてから、雰囲気は一気に明るくなった。「よかったですねー！」の言葉が先！　の出産だった。怜央の時は「おめでとうございます！」と皆に言われたが、怜奈は皆に「よかったですねー！」と言われた。

本当に「よかったですねー！」だった。

怜奈、本当に生まれてきてくれてありがとう‼

不妊治療して、初めて知ったこと。流産して、初めて知ったこと。妊娠して初めて知ったこと。ママになって初めて知ったこと。

自分がその立場にならないと、経験しないとわからないことはたくさんある。いろいろと経験できてよかった。

不妊治療は夫婦で挑まないと越えられない壁だと思う。私は幸いにも、ダーリンが協力的でよかった。

女性は、心身共に疲れるし、金銭的にも負担が大きい。出産することが、子供を作ることが全てではないが、欲しいと思った人がもう少しチャレンジしやすい環境になっていくといいな〜と思う。そして、もし、授からなかったとしても、不妊治療で頑張った先の提案がいろいろあると思うので、フォローできる環境もあったらいいな〜と思う。


ある夜、怜奈の足にあるピンクの♡型のあざについて考えていた。

最初にお空に返した子なのでは？　と……。

怜奈に「ママのお腹に入る前どこにいたか知ってる？」と聞いたことがある。怜奈は「知らない」と言っていたが、勝手に生まれる前のお話を想像してしまう。

それは、また次のお話に……。

おわりに

『不妊日記』を手に取って読んでいただきまして、ありがとうございました。

赤ちゃんがなかなかできない時、何もわからないまま不妊治療が始まり、不安をかかえ大学病院に通っていた記憶があります。不妊治療していた時も、今現在でも、不妊を抱える人が多いと感じ、不妊治療している、不妊治療をしようか悩んでいるみなさんに、少しでもお役に立てたらと考え、『不妊日記』を出版できないか考えていたところ、東京図書出版さんが、共同出版としてお手伝いしてくれることになりました。本当に感謝です。

不妊治療して、たくさんの人に助けられました。家族、友人、そして、Ｊ医大病院のみなさん。本当にありがとうございました。

赤ちゃんを欲しい全ての人が、いい方向に進んでいきますように願っています。

やまもと　ひでよ

50代、心理学を学ぶため、通信制の大学に通いつつ、高校２年生の男の子＆中学１年生の女の子の反抗期、思春期、成長期、真っ只中の子育てを楽しみながら奮闘中。不妊治療、高齢出産を経験し、同じような女性達がたくさんいることを知り、自身の体験した日記が少しでもお役に立てばと『不妊日記』を出版。

不妊日記

2023年６月８日　初版第１刷発行

著　　者　やまもと ひでよ
発 行 者　中 田 典 昭
発 行 所　東京図書出版
発行発売　株式会社 リフレ出版
〒112-0001　東京都文京区白山 5-4-1-2F
電話 (03)6772-7906　FAX 0120-41-8080
印　　刷　株式会社 ブレイン

ISBN978-4-86641-641-0 C0095
Printed in Japan 2023